PATHOLOGIE DENTAIRE

LÉSIONS, CARIE, Etc.
ANOMALIES DU SYSTÈME DENTAIRE
ET REDRESSEMENTS
RHINOPLASTIE. — STAPHYLOPLASTIE

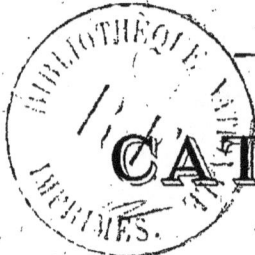

CATALOGUE
DESCRIPTIF

DES DENTS NATURELLES ET DES MOULAGES
PRÉSENTÉS A L'EXPOSITION DE MONTPELLIER

par

Ele SCHWARTZ

Chirurgien dentiste de la Faculté de Médecine de Paris
Diplômé de l'École dentaire de Paris,
Dentiste des Hôpitaux et du Lycée de Nimes,
Membre correspondant de la Société d'Odontologie de Paris
Président de l'Association des dentistes du Sud-Est.

NIMES
IMPRIMERIE F. CHASTANIER
12 — Rue Pradier — 12

1896

PATHOLOGIE DENTAIRE

LÉSIONS, CARIE, Etc.
ANOMALIES DU SYSTÈME DENTAIRE
ET REDRESSEMENTS
RHINOPLASTIE. — STAPHYLOPLASTIE

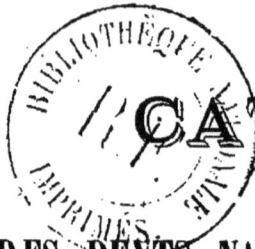

CATALOGUE

DESCRIPTIF

DES DENTS NATURELLES ET DES MOULAGES

PRÉSENTÉS A L'EXPOSITION DE MONTPELLIER

par

ELE SCHWARTZ

Chirurgien dentiste de la Faculté de Médecine de Paris
Diplômé de l'École dentaire de Paris,
Dentiste des Hôpitaux et du Lycée de Nimes,
Membre correspondant de la Société d'Odontologie de Paris
Président de l'Association des dentistes du Sud-Est.

NIMES
IMPRIMERIE F. CHASTANIER
12 — Rue Pradier — 12

1896

Planche 1 [(1)]

PREMIÈRE DENTITION

1 Dents incisives, canines et molaires de première dentition, dite temporaire ou de lait.

2 Racines en voie de formation de dents permanentes.

PATHOLOGIE DENTAIRE

Planche 2

CARIE

A. — *Carie du premier degré (carie simple non douloureuse).*

1, 2. 3, 4, 5. Différentes dents atteintes de carie premier degré.

B. — *Carie deuxième degré (carie simple non douloureuse).*

6, 7, 8, 9, 10, 11. Différentes dents atteintes de carie deuxième degré.

12. Molaire atteinte d'une large carie deuxième degré qui s'est séchée.

Planche 3

CARIE *(suite)*

A. — *Carie du troisième degré (carie compliquée douloureuse).*

1, 2, 3, 4, 5. Différentes dents atteintes de carie du troisième degré.

---

(1) Toutes les dents et les moulages forment intégralement la Collection personnelle de M. Schwartz et ont été recueillis au cours de ses opérations.

B. — *Carie quatrième degré compliquée, douloureuse*

6, 7, 8, 9, 10, 11. Différentes dents atteintes de carie du quatrième degré.

C. — *Carie du collet*

12, 13, 14, 15. Différentes dents atteintes de carie du collet à divers degrés.

Planche 4

A. — *Nécrose de la racine*

1, 2, 3, 4. Dents présentant des racines nécrosées.

B. — *Résorbtion*

5 Dents temporaires ayant leurs racines résorbées à différents degrés par l'évolution des dents permanentes

C. — *Traumatisme*

6, 7, 8, 9 Traumatismes accidentels.
10 Traumatisme opératoire.

Planche 5

A. — *Abrasion mécanique*

1, 2, 3, 4, 5 Usure par articulation. Les n°s 2 et 4 sont à remarquer.

B. — *Adhérence osseuse*

6, 7 Adhérence osseuse du périoste de la racine à l'alvéole.

C. — *Exostose.*

8, 9, Exostose consécutive à la carie.

Planche 6

A. — *Dents recouvertes d'un dépôt de tartre*
B. — *Dépôts de tartre*

Planche 7

A. — PULPITE

1, 2 Hypertrophie de la pulpe.

B. — TUMEURS DU PÉRIOSTE

1 Abcès alvéolaire consécutif à une carie du quatrième degré.

2 Abcès alvéolaire avec fistule et nécrose, secondaires a la gangrène de la pulpe, laquelle est consécutive à un traumatisme (coup.) Dent non cariée.

Planche 7 bis

C. — TUMEURS DU PÉRIOSTE (suite)

1, 2, 3 Kystes radiculaires.
4, 5 Tumeurs épithéliales.

PÉRIODONTITE EXPULSIVE

(Maladie de Fauchaud, Pyorrhée, alvéolo-dentaire, arthrite alvéolaire).

6 Dents saines tombées chez un sujet arthritique, etc.

Planche 8

Retentissement de la fièvre typhoïde sur le système dentaire.

Planche 9

CARIES SIMPLES 1er ET 2me DEGRÉ

TRAITEMENT

1, 2, 3, 4, 5. 6, 7 Différentes dents atteintes de caries simples qui ont été obturées avec de l'or.

8, 9. 10 Dents obturées au ciment blanc dit émail.

11 Dent obturée à l'amalgame d'argent.

Planche 10

CARIES COMPLIQUÉES 3me ET 4me DEGRÉ

TRAITEMENT

1 Reconstitution d'une partie de couronne d'une grande incisive par une aurification.

2, 3 Reconstitution d'une partie de couronne de 2 grosses molaires par une aurification.

4 Reconstitution d'une couronne face postérieure d'une canine supérieure par le ciment blanc.

5, 6 Reconstitution d'une partie de couronne de deux grosses molaires par le ciment blanc.

7, 8, 9 Reconstitution de couronnes de molaires par l'amalgame d'argent.

Planche 11

CARIE COMPLIQUÉE 4me DEGRÉ

TRAITEMENT (Suite)

A. — Coupes

1 Canal radiculaire aurifié d'une grande incisive supérieure.

2 Canal d'une incisive latérale supérieure obturée à la gutta-percha et au ciment.

3, 4 Canaux d'une grosse molaire obturés à la gutta-percha et au ciment coiffé d'un amalgame d'argent.

B. — Couronnes artificielles et coiffes pour obturations

5 Couronne en or sur racines d'une grosse molaire

6 Couronne en émail sur les racines d'une grosse molaire.

7 Coiffe plate en or.

8 Vis en or dans une racine pour maintenir une obturation.

9, 10, 11, 12 Couronnes et coiffes en or.

Planche 12 et 13

COUPES

22. Coupes diverses des dents démontrant 1° la situation, la forme, le volume de la cavité pulpaire, la direction et le passage du canal dentaire dans les racines ;

2° Des coupes servant à l'étude de l'histologie de la dent.

———

ANOMALIES DU SYSTÈME DENTAIRE

(classification de Magitot)

Planche 14

ANOMALIES DE FORME

1° ANOMALIES TOTALES.

1. Canine supérieure droite (voir le moulage n° 17) ayant évoluée entre les deux incisives centrales chez une jeune fille de 14 ans.

2. Canine supérieure gauche.

3. Dent de sagesse supérieure droite.
   Sujet de 30 ans.

4. Dent de sagesse supérieure droite.
   Sujet de 30 ans.

5. Petite incisive supérieure gauche ayant évolué simultanément avec l'incisive centrale gauche et sous cette dent (voirle modèle n° 12.)
   Garçons de 16 ans (Hérault).

2° ANOMALIES DE LA COURONNE.

6, 7. Incisive supérieure droite à couronne déprimée sur la face latérale interne.

8. Incisive supérieure gauche à couronne ovoïde.

9. Dent de sagesse supérieure gauche à couronne ovoïde.

10. Deuxième grosse molaire supérieure droite comprimée sur les faces latérales.

3° Anomalie des racines

A. — *Divergence*

11 Prémolaire supérieure droite.

12 » » gauche.

15 » » droite.

13 dent de sagesse sup. droite racines en hélice.

14 2ᵉ grosse molaire sup. gauche dent temporaire.

16 » » inférieure droite »

Planche 15

ANOMALIES DE FORME *(suite)*

B. — *Convergence (dents barrées)*

1 1ʳᵉ grosse molaire inférieure droite.

2 » » » gauche.

3 » » » droite.

C. — *Soudure des racines*

4 Dent de sagesse supérieure droite

5 » » » gauche.

6 Dent de sagesse inférieure droite.

7 » » supérieure droite.

8 » » » »

C. — *Cas particuliers.*

9, 10 Prémolaires sup. droite et gauche présentant une racine supplémentaire.

11, 12, 13 Canines sup. droite et présentant une racine supplémentaire.

Planche 16

ANOMALIE DE FORME *(suite)*

F. — *Courbure*

1, 2 Canines supérieures droite.
3 Prémolaire inférieure gauche.
4   »   »   droite.
5, 6, 10 dents de sagesse sup. droite et gauche.
7 8, 9, 11   »   inf.   »   »

Planche 17

ANOMALIE DE VOLUME

A. — *Géantisme*

1° TOTAL

1 Première grosse molaire sup. gauche.
2   »   »   »   droite.
3 Dent de sagesse inférieure gauche.

2° DE LA COURONNE

4, 6 Dent de sagesse inférieure droite.
5 Incisive centrale supérieure gauche.

3° DE LA RACINE

7, 8, 9 Canines inférieures droite et gauche.
10 Prémolaire supérieure droite.
11   »   »   gauche.

Planche 18

ANOMALIE DE VOLUME *(suite)*

B. — *Nanisme*

1° TOTAL

1 Dent de sagesse supérieure gauche.

2 Deuxième prémolaire inférieure gauche.

3. Première prémolaire supérieure gauche.

4 Dent de sagesse inférieure.

2° DE LA RACINE

5, 6 Incisives supérieures droites.

7, 8 Canine supérieure droite.

9 Première prémolaire supérieure droite.

10 Deuxième prémolaire supérieure gauche.

11 Deuxième prémolaire supérieure droite.

12 Grosse molaire supérieure gauche.

13 Dent de sagesse inférieure gauche.

14 » » supérieure droite.

Planche 19

ANOMALIE DE NOMBRE

Augmentation numérique

1, 2, 3 Dents à forme ovoïde ayant évolué entre les incisives centrales supérieures.

ANOMALIE DE SIÈGE ET DE FORME *(cas particuliers)*

4 Canine supérieure droite ayant évolué entre les incisives centrales.

Voir le moulage N° 17

5 Petite incisive supérieure gauche ayant évolué sous
l'incisive centrale.

ANOMALIE DE DIRECTION

(Voir d'autre part les moulages)

6 Incisive centrale supérieure gauche ayant évolué horizontalement chez une jeune fille de 17 ans.

Planche 20

ANOMALIES D'ERUPTION

A. — *Eruptions tardive*

1. Canine supérieure droite ayant évolué en arrière de l'incisive latérale chez un sujet de 32 ans.
2. Canine supérieure droite ayant évolué horizontalement et en arrière des incisives du même côté chez un sujet de 40 ans portant un dentier artificiel.

B. — *Eruption inégale.*

Eruption des premières prémolaires supérieures permanentes.

Celle de gauche avait entièrement resorbé les racines de la molaire de lait, tandis que celle de droite commençait à peine à se developper.

Fillette de 9 ans et demi.

Planche 21

ANOMALIES DE NUTRITION

A. - *Atrophie*

1, 2, 3. Dents de sagesse inférieures présentant des racines atrophiées.

B. — *Hypertrophie.*

(Odontomes)

4. Coronaire.
5. Radiculaire très prononcé.

Femme de 30 ans.

C. — *Hypertrophie du cément*
(exostose cémentaire)

6, 7, 9, 10. Exostose consécutive à la carie.

8. Exostose causée par l'eruption laborieuse de la dent de sagesse inférieure non cariée.

Planche 22

ANOMALIES DE STRUCTURE.

A. — *Erosion*

1, 2, 3, 4, 5, 6, 7, Erosion variée sur les faces postérieures et antérieures de diverses dents.

8, 9, 10. Erosion spécifique de Hutchinson.

ANOMALIE DE DISPOSITION,

11. Soudure de deux incisives inférieures temporaires. Fillette de 8 ans.

MOULAGES

ANOMALIE DENTAIRE

ANOMALIE DE FORME

N° 1   Incisive centrale supérieure droite à forme ovoïde, Enfant de 7 ans (Gard).

ANOMALIE DE VOLUME

N° 2   Géantisme : les incisives centrales sont d'une largeur très rare.

Ce modèle est compliqué d'une anomalie de siège.

ANOMALIE DE NOMBRE

A. — Augmentation numérique

N° 3   2 incisives latérales supérieures gauches de première dentition.

Enfant de 5 ans (Gard).

N° 4   2 incisives permanentes latérales supérieures gauches compliquées d'une anomalie de siège. — La canine de lait subsiste encore.

Sujet de 23 ans.

N° 5   Dent supplémentaire de forme ovoïde ayant évolué en arrière de l'incisive centrale gauche.

B. — Diminution numérique

N° 6   Absence congénitale des incisives latérales supérieures (hérédité de deux générations).

Femme de 40 ans (Hérault).

ANOMALIE DE SIÈGE

N° 7   La canine supérieure gauche ayant évolué entre l'incisive centrale et la latérale, qui ont par ce fait subi une rotation axile incentrique. L'incisive latérale et la canine de la première dentition existent encore.

Jeune homme de 15 ans (Gard) qui n'a jamais été soumis à l'examen du dentiste pendant l'évolution de la seconde dentition.

N° 8 Anomalie consécutive à la présence trop prolongée des dents de première dentition.

M. X., 32 ans (Gard).

N° 9 Désordres consécutifs à la présence trop prolongée des dents de première dentition.

Sujet de 17 ans (Hérault).

N° 10 Anomalie consécutive à l'atrésie du maxillaire supérieur.

N° 11 Anomalie de siège et de direction consécutive à l'atrésie du maxillaire supérieur.

Sujet de 30 ans (Gard).

N° 12 Même cause.

Sujet de 22 ans (Gard).

N° 13 Anomalie causée par l'éruption tardive et simultanée des incisives centrale et latérale gauche. Cette dernière ayant évolué en arrière de l'incisive est de forme anormale.

Jeune homme 16 ans (Hérault).

Voir planche 14, N° 5.

N° 15 Incisive latérale inférieure droite évolué en arrière de l'incisive centrale.

Jeune fille de 20 ans (Hérault).

N° 16 Résultat du traitement :

N° 17 1° Anomalie de siège compliquée d'une anomalie de direction ;

2° Anomalie de volume et de forme.

Canine supérieure droite ayant évolué entre les incisives centrales déplaçant en dehors de l'arcade dentaire l'incisive centrale droite.

Cette canine présente une anomalie de forme et de volume exceptionnelle (Voir planche 14 N° 1).

Traitement par la greffe dentaire par transposition (chez le même sujet).

L'incisive centrale a été greffée dans l'alvéole occupée par la canine, et maintenue par un appareil de contention. (Cas très rare). Jeune fille 14 ans (Gard 1874).

N° 17 bis Moulage après l'enlèvement de la canine précitée.

N° 18 Moulage représentant le résultat du traitement.

N° 19 Canine supérieure droite ayant évoluée entre les prémolaires. La première prémolaire g. en rotation. axile.

DIASTÈME CONGÉNITAL PAR MIGRATION FOLLICULLAIRE MAXILLAIRE INFÉRIEUR

N° 20 La première prémolaire occupe l'emplacement de la seconde, la seconde occupe l'emplacement de la deuxième grosse molaire ; à droite même désordre mais moins écarté. Les deux diastèmes de droite sont très prononcés, rotation axile de deux prémolaires.

Jeune fille de 17 ans.

ANOMALIE DE DIRECTION

N° 21 Les canines supérieures ayant évolué en dehors de la parabole dentaire. Maxillaire normal.

Demoiselle de 18 ans (Aveyron).

N° 22 Modèle représentant le cas précédent après la réduction. Cette anomalie fréquente se réduit généralement toute seule par l'enlèvement des premières prémolaires chez les jeunes sujets.

PROGNATHISME DU MAXILLAIRE INFÉRIEUR

N° 23 Rétroversion des 4 incisives supérieures compliquée d'une anomalie de siège, canine su périeure gauche, évolué entre l'incisive centrale et la latérale.

Jeune homme de 15 ans (Hérault).

N° 24 Modèle du cas précédent après la réduction.

PROGNATHISME DU MAXILLAIRE SUPÉRIEUR

N° 25 Projection en avant (antéversion) des incisives supérieures.

Jeune fille de 15 ans (Gard).

N° 26 Moulage après la réduction.

N° 27. Grande incisive supérieure gauche, rotation axile ; incisive latérale en rétroversion de l'arcade dentaire.

Grande incisive dr. en rétroversion de l'arcade dentaire et presque en contact avec l'incisive latérale.

Mlle X... (Hérault).

N° 28 Moulage démontrant le résultat obtenu après la réduction.

N° 29 Projection en arrière des incisives centrales supérieures et des incisives inférieures au moment où on nous a conduit ce sujet qui est une jeune fille des Pyrénées-Orientales, les incisives latérales avaient été enlevées. Après le redressement des dents supérieures, la machoire inférieure a été élargie et les incisives ont dû suivre la parabole des supérieurs. Forme ipsyloïde des deux maxillaires.

N° 30 Moulage du cas précédent après la réduction.

PROGNATHISME DU MAXILLAIRE INFÉRIEUR.

N° 31 Rétroversion prononcée des 4 incisives supérieures. Quand le sujet serre les maxillaires, ces dents sont

totalement couvertes par les incisives inférieures ;
2 moulages : avant et après le redressement, jeune
homme de 16 ans (Hérault).

N° 32 Moulage du cas précédent après la réduction.

PROGNATHISME DU MAXILLAIRE SUPÉRIEUR.

N° 34 Antéversion des incisives supérieures.
Demoiselle de 18 ans (Hérault).

N° 34 Moulage après la réduction.

N° 35 Maxillaire supérieur, incisive centrale supérieure
gauche en rétroversion. Maxillaire inférieur, incisive centrale gauche en antéversion, la latérale en
rétroversion compliquée d'atrisie.

N° 36 et 36 bis Moulages pendant et après la réduction.
Jeune fille de 14 ans (Hérault).

ANOMALIE DE DIRECTION ET DE SIÈGE

N° 37 Maxillaire supérieur, Incisives centrales en rétroversion avec rotation axile latérale incentrique
tellement prononcée, que les bords tranchants des
couronnes sont parallèles et contigues sur presque
toute leur largeur, c'est à dire qu'elles forment un
angle obtu.

Cette disposition est extrêmement rare et, on peut
se demander s'il existe un autre exemple de ce
genre ; aucun auteur n'a mentionné une rotation si
prononcée des deux incisives centrales à la fois.

Légère rotation axile des incisives latérales. La
canine droite ayant évolué bien en dehors de
l'arcade dentaire et au-dessus de l'incisive latérale.

Maxillaire du bas : anomalie de disposition des
6 dents antérieures.

En cours de traitement, le résultat sera démontré
sous peu et le moulage prendra le N° 37 bis.

Jeune homme de 18 ans de la Vienne.

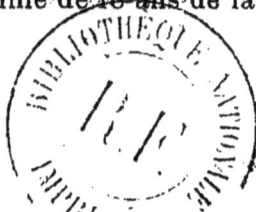

N° 38 Modèle avec dents naturelles démontrant le mode
opératoire d'un redressement de 4 incisives en
rétroversion, c'est la reproduction du modèle N° 23.

ANOMALIE D'ERUPTION

N° 39 Eruption tardive chez une dame âgée de 58 ans,
portant un appareil dentaire (Hérault).

N° 40   ATRÉSIE DU MAXILLAIRE SUPÉRIEUR

N° 41 Kyste du maxillaire à poche parcheminée consécutif à une carie du 4e degré, d'une incisive centrale
et entretenu par la racine fixée au moulage.
Femme de 60 ans (Gard).

TRAUMATISME

Nos 42-43 Fractures par chute.
Garçons de 12 et 14 ans (Gard-Hérault).

FISTULE

N° 44 Moulage d'un abcès cutané siégeant sur le rebord
externe droit du maxillaire inférieur et entretenu
par une fistule consécutive à la carie 4e degré de la
première grosse molaire. Portion du maxillaire
nécrosé. Opérée aux hôpitaux de Nimes. Service du
chirurgien Reboul (mai 1896).
Jeune fille de 17 ans (Gard)

RHINOPLASTIE

Nos 45-45 bis Armature ayant servi à la reconstitution chi-
rurgicale du pédoncule du nez d'une femme, enlevé
par morsure.
Cette armature pouvait se retirer pour la dimi-
nuer au fur et à mesure de la reconstitution.

N° 46 Nez artificiel s'adaptant à un obturateur palatin,
désordres causés par une arme à feu.

Nº 47 Moulage montrant la fissure nasale et la perte de substance osseuse causée par ce traumatisme.

Sujet du Gard : 42 ans.

Nº 48 Moulage d'un obturateur posé à un sergent en 1871, ayant été atteint par un éclat d'obus à la face à la bataille de Gravelotte et dont voici le détail de la mutilation donné par le médecin-major du corps :

Fracture par éclat d'obus du maxillaire droit, destruction antérieure de la moitié de la voûte palatine et du plancher des fausses nasales, énorme perte de substance des parties molles ; la lèvre supérieure en totalité, l'aile du nez et la joue du côté droit sont détruites, la cavité buccale est largement ouverte et reste sans protection contre les agents extérieurs.

Voir les photographies avant et après la pose de l'obturateur.

STAPHYLOPLASTIE
M. E. Schwartz

Nº 49 Obturateur à ailettes mobiles (système Martin, de Lyon) pour une lision d'un bec delièvre bi-latérale, présentant une fissure osseuse large et profonde à la partie antérieure du maxillaire supérieur et de la voûte palatine, avec absence totale du voile du palais et des incisives.

Poids de l'appareil avec 5 dents : 30 grammes.

Nº 50 Moulage du sujet avant l'application de l'obturateur précité.

Nº 50 bis Moulage du même sujet avec son obturateur et après la Staphyloplastie opérée aux hôpitaux de Nimes.

Service du chirurgien Reboul 1895.

Sujet de 18 ans (Gard).

Voir aussi les photographies avant et après l'opération.

Histoire des perfectionnements apportés à la fabrication des dents artificielles depuis le commencement du siècle jusqu'à nos jours.

PL. A. — Fabrication du commencement du siècle jusqu'en 1835.

PL. B. — Fabrication de 1835 à 1865 et 1867.

PL. C. — Fabrication spéciale de 1855, époque à laquelle a apparu le système de pièces en caoutchouc vulganisé (Ninck et Winderling).

PL. D. — Fabrication actuelle.

M. E. Schwartz

Reçoit à Nimes tous les jours, sauf le mardi et le vendredi.

———

A Montpellier tous les mardis et tous les vendredis.

———

Les matinées sont réservées aux rendez-vous.

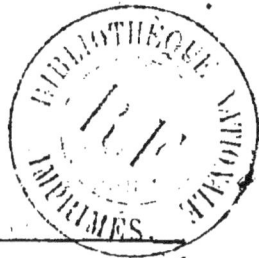

Nîmes. — Typ. F. Chastanier, 12, Rue Pradier